DE L'EXTENSION CONTINUE

DANS

LA COXALGIE

PAR

A. HUGUET

DOCTEUR EN MÉDECINE

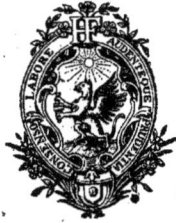

MONTPELLIER

IMPRIMERIE CENTRALE DU MIDI

(HAMELIN FRÈRES)

—

1886

DE L'EXTENSION CONTINUE

DANS

LA COXALGIE

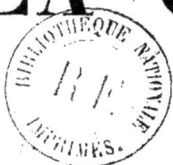

PAR

A. HUGUET

DOCTEUR EN MÉDECINE

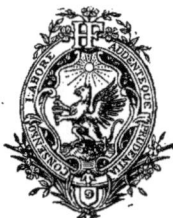

MONTPELLIER
IMPRIMERIE CENTRALE DU MIDI
(Hamelin Frères)
—
1886

A LA MÉMOIRE DE MON PÈRE

A MA MÈRE

Faible témoignage de ma reconnaissance
et de mon dévouement.

A. HUGUET.

MEIS ET AMICIS

A. HUGUET.

INTRODUCTION.— DIVISION DU SUJET

Le travail que nous soumettons à la bienveillante appréciation de nos Juges nous a été inspiré par les excellents résultats obtenus dans le service de M. le professeur Tédenat et par la communication de M. le professeur Lannelongue à la Société de chirurgie, sur le mode d'action de l'extension continue dans la coxalgie.

Cette méthode, employée avec succès par Wolkmann, Max Schede et Bœckel, trop délaissée par les chirurgiens français, nous paraît devoir prendre une place importante dans le traitement de cette grave affection.

Dans un premier chapitre, nous faisons l'historique de la question et nous passons en revue les divers travaux qui l'ont mise en lumière.

La seconde partie est consacrée à la technique de l'extension, aux divers appareils employés et à la description de celui qui nous paraît le moins douloureux, le plus simple, le plus facile à construire partout: l'appareil à sparadrap.

Le mode d'action de ce traitement, basé sur les expériences de Kœnig et Armand, sur la communication de M. le professeur Lannelongue, fait le sujet de notre troisième chapitre.

Nous consacrons la quatrième partie aux conséquences du mode d'action, tant au point de vue de la suppression de la douleur et de la pression qu'à l'amélioration des lésions articulaires.

L'immobilisation absolue de la hanche par l'extension continue, la mobilisation possible dans certains cas, sont traitées dans le cinquième chapitre.

Dans la dernière partie, nous posons les indications et les contre-indications du traitement, et nous tirons nos conclusions.

Qu'il nous soit permis de remercier ici M. le professeur Tédenat des conseils qu'il a bien voulu nous donner et de la bienveillance qu'il nous a toujours témoignée.

DE L'EXTENSION CONTINUE

DANS

LA COXALGIE

CHAPITRE PREMIER

Historique

L'extension continue appliquée aux fractures de cuisses est connue de toute antiquité. Hippocrate s'en est servi. Mais, au point de vue du traitement des affections articulaires, son application est relativement récente.

Le docteur Brodie, en Angleterre, semble avoir été le premier à employer cette méthode. En 1835 d'abord, en 1837 ensuite, Le Sauvage, de Caen, recommandait en ces termes l'extension continue dans le traitement des arthrites chroniques de la hanche : « Je conçois la possibilité et l'avantage de l'application d'un bandage à extension continue pour soustraire les surfaces articulaires aux mouvements et à la pression réciproque que la contraction des muscles leur fait sans doute éprouver. »

Willam Harris, de Philadelphie, en 1839, l'emploie pour arrêter la marche des lésions intra-articulaires et diminuer ou faire disparaître la douleur, si ordinaire et si vive, dans les premières périodes de la maladie.

Bonnet, de Lyon, d'où date un changement radical dans le traitement de la coxalgie, a eu recours à l'extension quand son grand appareil ne suffisait pas à ramener à la rectitude le tronc et le membre.

En 1845, Mathias Mayor, de Lausanne, obtient par l'extension le redressement des déviations latérales du bassin dans la coxalgie.

A la même époque, Blandin et Velpeau se servent de l'extension continue pour arrêter la marche des lésions intra-articulaires et supprimer la douleur.

Les chirurgiens de cette époque, reconnaissant que la coxalgie n'est que la localisation morbide d'un état général détérioré ; que le traitement de la diathèse, par les médicaments reconstituants et par l'hygiène, doit passer avant tout, essayèrent de permettre aux malades les promenades au grand air. C'est pour arriver à ce but qu'ils construisirent ces appareils qui devaient devenir, quelques années plus tard, l'apanage des chirurgiens américains. En 1847, F.-V. Raspail construisit un appareil destiné à atteindre un triple but : remédier aux déviations de la taille, s'opposer à la luxation, produire l'allongement ou le raccourcissement du membre, tout en fournissant à ce dernier un point d'appui.

En Allemagne (1854), Gustave Ross pose les indications et montre le mode d'action de l'extension continue dans le traitement des affections articulaires. En 1865, les Américains s'occupent très-activement de cette méthode et reviennent aux idées que nous avons précédemment mentionnées. Leur but est de soustraire la tête du fémur et la cavité cotyloïde à leur pression réciproque, de faire cesser la pression des surfaces enflammées, selon Sayre, et d'obtenir l'écartement de ces surfaces, suivant l'expression du docteur Smith.

Sayre, Davis (de New-York), Andrew (de Chicago), Bauer (de Brooklyn), Olcot (de Willamsbury), Post (de San-Francisco), Cooper,

Henri Heuter, le docteur Smith, construisirent divers appareils qui, tout en exerçant la traction, devaient permettre, comme dans l'appareil de Raspail, la marche aux coxalgiques. Ont-ils réellement atteint leur but? Nous ne le croyons pas. Ils voulaient, en agissant ainsi, épargner aux malades l'influence nocive qu'a le décubitus prolongé sur l'état général; mais ils ne tenaient pas assez compte que, même avec leurs attelles à extension, comme dans les appareils de Davis et de Sayre, tout le poids du corps portait sur les surfaces enflammées. La pression et le frottement entretenaient l'inflammation et, comme conséquence, augmentaient les douleurs, déjà intolérables, de la coxalgie.

A la même époque, Edwards (d'Edimbourg), s'inspirant de la pratique américaine, publie les résultats obtenus. En 1865, en France, dans la fameuse discussion qui eut lieu à la Société de chirurgie, la plupart des membres se montrèrent peu partisans de cette méthode. Velpeau cependant protesta contre la paternité attribuée aux Américains et affirma que, depuis vingt ans, il s'en servait; Verneuil et Lefort citèrent quelques cas favorables. Ce dernier fit justement observer que, chez nous, l'extension continue n'était mise en usage que pour satisfaire à deux conditions : 1° prévenir une luxation menaçante; 2° obtenir graduellement le redressement du membre fixé dans une position vicieuse.

Hennequin, dans un intéressant travail (*Archives de médecine,* 1868-69), préconise un appareil applicable à toutes les périodes de la coxalgie, soit pour combattre les attitudes vicieuses et les déplacements réels des extrémités articulaires, soit pour diminuer l'intensité de la douleur.

Panas et Valette s'élèvent, dans le *Nouveau Dictionnaire de médecine et de chirurgie pratiques,* contre cette méthode.

En Allemagne, Richard Wolkmann recommande ce mode de traitement dans les tumeurs blanches qui résistent aux moyens ordinairement employés.

Un de ses élèves, Max Schede (1870-71), reprend le sujet et le traite plus complétement dans les *Archives de Langenbeck*. Quelques années auparavant, un chirurgien anglais, Howard Marsh, revenant aux idées de Brodie, recommandait l'emploi de l'extension dans les arthrites de la hanche et du genou, non-seulement dans les arthrites fongueuses et chroniques, mais tout particulièrement dans les inflammations aiguës ou subaiguës.

A Vienne, Czerny rend compte de la pratique de son maître Billroth. En 1870, le docteur Holmer applique l'extension continue aux inflammations de la hanche et du genou.

L'Italien Fedele Margary, dans sa thèse d'agrégation sur la coxalgie, vante les bons effets de ce traitement.

En Suisse, le docteur Kappeler publie un certain nombre d'observations favorables à la méthode de l'extension, dont se déclare aussi partisan, en Hongrie, le docteur Wittmann, qui, après avoir traité à l'hôpital des enfants de Pesth, dans l'espace de cinq ans, 226 cas de coxalgie, 146 cas de tumeur blanche du genou, conclut à sa réelle supériorité.

Dès 1872, Bœckel, à la suite des travaux de Wolkmann, essaya l'extension continue et communiqua à la Société de médecine de Strasbourg les bons résultats qu'il avait obtenus. En 1875, il revient sur le même sujet dans le *Bulletin de thérapeutique*, « parce que trois nouvelles années d'expérience, dit-il, l'ont convaincu de plus en plus des avantages de la méthode et lui ont montré en même temps qu'elle n'était pas appréciée à sa juste valeur. » Un de ses élèves, Ch. Lange, en fit l'objet de sa thèse inaugurale ; son neveu, Jules Bœckel, se montre aussi partisan convaincu de l'extension continue et donne, dans la *Gazette de Strasbourg*, les résultats de sa pratique personnelle.

Enfin, Millies Lacroix en 1877, Armand en 1878, s'occupant du traitement de la coxalgie par l'extension continue, montrent, par de nombreuses observations, les excellents résultats auxquels on peut atteindre. Peu après, Crouzet en 1878, Boujut en 1879, traitent le même sujet. Dans les *Archives de médecine*, nous devons mentionner l'excellent travail de M. Ch. Monod, dans lequel nous avons puisé de nombreux renseignements.

Citons, en dernier lieu, la thèse du docteur Provenaz (Paris, 1880) et la très-importante communication de M. le professeur Lannelongue à la Société de chirurgie (Bulletin de février 1886.)

CHAPITRE II

Technique de l'extension. — Description de l'appareil simple ou à sparadrap.

L'extension est une traction appliquée d'une façon permanente sur une partie quelconque du corps. Une articulation est donc en extension, quand les différents moyens d'union des surfaces articulaires subissent une traction donnée. Comment doit-elle se faire ? « Elle ne peut être réalisée, dit Ch. Monod, qu'à l'aide de ressorts métalliques, de leviers élastiques constamment tendus, ou bien de poids suspendus à l'extrémité du membre. Les autres moyens, tels que lacs extenseurs, courroies, bandes enroulées ou non autour d'un treuil, quelle que soit la force avec laquelle ils paraissent agir, se relâchent nécessairement quelque temps après l'application. »

Le moyen le plus ancien et en même temps le plus simple est celui qui consiste à appliquer, d'une part, le lacs extenseur; d'autre part, le lacs contre-extenseur, et à les fixer à un point résistant.

Dès le début, quand l'extension n'était appliquée qu'aux fractures

H

du fémur, on se contentait de fixer au cou-de-pied un lacs dont les deux chefs servaient à la traction. Pour si légère que fût cette dernière, elle devenait facilement intolérable. L'excoriation et la douleur sont encore imputables à l'appareil, formé par de petits sachets allongés, remplis de coton dont le tassement se fait rapidement, et terminés par deux cordons de fil. Pour tâcher d'obvier à ce grave inconvénient, Gariel employa des tubes en caoutchouc, qui, insufflés, forment un anneau autour du cou-de-pied, sur lequel il prend un point d'appui. Deux prolongements coniques, terminés par un ajustage à couvercle mécanique, se trouvent à la partie inférieure de l'anneau, dans des points diamétralement opposés. Quoique le talon soit soustrait à la pression toujours pénible, cet appareil présente, comme ceux dont nous venons de parler, l'inconvénient d'être douloureux et de produire des excoriations. Les bandages ouato-amidonné et ouato-silicaté, formant une botte appliquée sur toute la jambe et présentant à la partie inférieure les lacs extenseurs, n'ont pu remédier ni à la douleur, ni à un commencement d'ulcération. L'ouate se tassant exerce, comme la guêtre employée quelquefois sur le cou-de-pied, une pression telle, que des rougeurs apparaissent vite sur les tissus, et, qu'une fois l'appareil enlevé, le praticien se trouve en présence de profondes lésions.

Aussi Bonnet, se rendant bien compte de l'inconvénient qu'il y avait à prendre un point d'appui aussi restreint, voulut-il le répartir sur une plus grande surface, et voici ce qu'il proposa : La jambe et le pied seront placés dans un bas de laine aussi épais que possible ; sur ce bas, on place une chaussette de peau de chien, et, afin de saisir la cuisse aussi bien que la jambe, on entoure la première au-dessus du genou d'un collier également de peau et que l'on réunit à la chaussette. (*Traité thérapeutique des maladies articulaires.*)

Très-compliqué est l'appareil construit sur les indications de M. Hennequin. Le point d'appui pour l'extension est pris sur les condyles du fémur ; pour la contre-extension, sur la fosse iliaque externe et la branche horizontale du pubis du côté opposé. Mais bientôt le malade, impatienté, éprouve de la douleur ; la peau s'excorie, s'ulcère, et on est obligé, en conséquence, de changer les points d'appui.

En présence d'une pareille intolérance de la part des malades, les chirurgiens, au lieu de prendre exclusivement leur point d'appui sur les surfaces osseuses, ont voulu le prendre également sur la peau et, selon les conseils de Bonnet, le répartir sur une plus grande surface.

D'après Gurlt, c'est Gibert, de Philadelphie, qui l'aurait employé le premier. « Le point d'attache de l'extension, dit Laugier, a lieu sur toute la longueur de la jambe. Un bandage roulé étant d'abord appliqué depuis les orteils jusqu'au genou, on place sous la bande du pied le milieu d'un large ruban de fil, dont on relève les deux extrémités le long de la jambe de chaque côté ; on fixe alors avec la bande le ruban, qui est ramené en bas et de nouveau assujetti par des doloires ; les deux rubans servent de lacs extenseurs. » (Laugier, *Bulletin de thérapeutique*, 1833.)

En 1845, Bonnet a donné un appareil à extension consistant en une bande amidonnée, placée au-dessous du pied en étrier ; les deux parties latérales sont appliquées, l'une sur la partie interne, l'autre sur la partie externe du membre. Des tours de bande amidonnée fixent solidement la bande, dont les extrémités renversées sont maintenues de la même façon.

Ces deux derniers appareils sont certainement très-simples et se rapprochent beaucoup, au point de vue de la facilité avec laquelle on peut les construire partout, de l'appareil actuellement mis en usage et que nous avons vu appliquer : l'appareil à sparadrap.

C'est celui qu'emploient Holmes, en Angleterre ; Wolkmann, en Allemagne ; Eugène et Jules Bœckel, à Strasbourg, bon nombre de chirurgiens américains, et tous ceux qui, reconnaissant les désavantages de la déambulation caractéristique des appareils de Sayre et autres, maintiennent le malade dans le décubitus.

Le membre inférieur, étant couvert de poils, peut être rasé, quoiqu'on puisse négliger cette précaution sans autre inconvénient qu'une légère douleur au moment de l'enlèvement de l'appareil. On se sert d'une bande de sparadrap de 5 à 7 cent. de largeur, autant que possible un peu sec ; si, au début, il ne colle pas aussi bien, il adhère intimement à la peau sous l'influence de la pression de la bande et de la chaleur du membre. L'appareil une fois appliqué, les poids ne doivent être suspendus que progressivement.

Voici, d'après Bœckel, le mode d'application : On place bien exactement sur les surfaces latérales du membre, depuis l'articulation malade jusqu'à la malléole, une longue bande de diachylon, de manière que la partie moyenne, placée à 10 centimètres de la face plantaire, forme une anse libre. Cette bande longitudinale, ainsi appliquée, est fixée par des circulaires en sparadrap commençant à quelques centimètres au-dessus des malléoles ; les extrémités supérieures sont rabattues sur la dernière circulaire pour prévenir leur glissement, et le tout est encore assujetti par un bandage roulé, dont quelques tours couvrent le pied pour prévenir l'infiltration de cette partie. Quelquefois on prend une bande d'une longueur double de celle du membre ; de cette façon, les extrémités repliées, étant plus longues, ont une surface d'adhésion beaucoup plus grande.

Dans le milieu de l'anse plantaire, on colle une traverse en bois, un morceau d'attelle par exemple, un peu plus long que l'écartement des malléoles, et qui empêche ces dernières d'être excoriées et la bande de se rouler en corde. On peut y visser un crochet pour fixer la ficelle destinée à supporter les poids. Cette ficelle glisse sur une poulie facilement adaptée sur les lits en fer. Dans les lits en bois, on peut enlever le montant d'en bas, ou bien le percer de façon à ce que la ficelle aille rejoindre la poulie placée à quelque distance du lit. Le dos d'une chaise, légèrement échancrée et polie, pourrait à la rigueur remplacer cette dernière partie de l'appareil.

La seule objection qu'on puisse faire au bandage de diachylon, c'est qu'il cause quelquefois de l'eczéma. Le fait est vrai pour quelques adultes ; mais, chez les enfants, on n'a pas à le redouter. Peut-être pourrait-il y avoir, chez ces derniers, un peu de vésication ou quelques excoriations, mais sans aucune gravité. On peut, toutefois, comme le fait Bœckel, appliquer l'anse de sparadrap sur la peau par le côté de la toile et tourner la face emplastique vers l'extérieur. Des tours de bande de flanelle la fixent, et, si les extrémités de l'anse sont bien rabattues, l'appareil peut supporter un poids de 5 à 6 kil. Wolkmann, dans ce cas, coud une anse d'un fort ruban le long d'un bandage roulé en flanelle ; Armand remplace la bande de diachylon par une bande en toile; Romanin, de Trieste, a proposé de remplacer le sparadrap par du collodion imbibant une bande de mousseline. Bœckel s'est servi de cette modification ; mais il a employé du collodion virciné, qui est beaucoup moins irritant que l'autre.

La peau du membre inférieur et les extrémités osseuses sont donc les points d'appui de notre appareil, et c'est parce que la traction s'exerce sur une plus grande surface et d'une égale façon que le malade n'éprouve aucune douleur, point capital de la question et l'obstacle le plus sérieux à l'emploi de la traction continue.

Malgré ce fait, M. Hennequin a reproché à l'extension continue par le sparadrap de prendre son point d'appui uniquement sur la peau, de tirailler le tissu cellulaire sous-cutané, et d'arriver peut-être, sous une traction exagérée, à la déchirure du tégument externe. Théoriquement, on pourrait ajouter quelque créance à cette objection, quoique nous sachions très-bien que les leviers osseux servent, eux aussi, de points d'appui ; mais cette objection disparaît d'elle-même devant la pratique. En effet, jamais aucun désordre de cette nature n'a été produit par l'extension continue, « qui n'a d'autre limite à la quantité de poids à employer que l'effet obtenu ou la force d'adhésion du diachylon. » (Bœckel, *Bulletin de thérapeutique*.)

La contre-extension est-elle absolument nécessaire ?

Dans bien des cas elle ne l'est pas. Armand la supprime totalement chez les enfants : « La compression du lacs, si bien fait qu'il soit, agissant sur une surface peu étendue et supportant à elle seule tout le poids, les impressionne douloureusement. » D'après Bœckel, elle serait inutile, même chez l'adulte, quand le poids de traction ne dépasse pas 3 kil. ou quand la déviation à corriger n'est pas considérable. Si le poids est de 5 ou 6 kil., il se contente d'élever le pied du lit, de façon à contre-balancer l'extension par la position déclive du sujet.

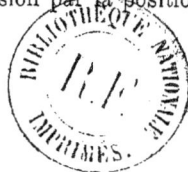

Dans les cas où la contre-extension est jugée nécessaire, son point d'appui doit être pris sur une surface osseuse, habituellement la branche ascendante de l'ischion et descendante du pubis. Mais de quelle nature sera le lacs contre-extensif? « Il peut être, soit un sachet de cuir renfermant du crin, soit une corde autour de laquelle on aura enroulé un nombre suffisant de compresses cousues ensemble, soit un fort bourrelet d'ouate entouré d'une compresse, soit enfin, et mieux encore, un tube de caoutchouc épais d'un centimètre et demi environ, dont le contact est mieux supporté, qui se salit moins et qui fournit une action plus également répartie.» (Ch. Monod, *Archives de médecine*.)

Comment doit-on placer le lacs contre-extensif? Quel sera son point d'attache? Une extrémité du tube en caoutchouc, ou de la corde, autour de laquelle est enroulé un certain nombre de compresses, passe en dedans du pli de l'aine, au-devant de l'abdomen et du thorax, l'autre extrémité passant en arrière de la fesse et de l'épaule, de façon à exercer la traction dans le sens de l'axe du corps. Les deux extrémités sont réunies par un nœud solide, et l'anse, ainsi formée, peut s'attacher au montant du lit. La contre-extension se gradue, si l'on veut, en fixant à l'anse du sous-cuisse une corde qui passe sur une poulie fixée derrière la tête du malade et qui supporte un poids.

La traction dont on se sert ne peut être que la traction élastique ou bien celle faite par les poids. La première a besoin d'une contre-extension qui n'est pas toujours nécessaire, comme nous l'avons dit plus haut. D'un autre côté, la traction élastique demande, pour mesurer sa force, l'emploi d'un dynamomètre. Par ce fait l'appareil, dont une des premières conditions est la simplicité, se complique. Enfin l'élasticité finit par s'épuiser et, par suite, la traction diminue.

L'extension au moyen de poids est bien plus facile à obtenir, puisqu'il faut simplement une corde, une bobine et un corps quelconque tenant lieu de poids. Ce dernier peut être, soit une pierre, soit un sachet rempli de sable ou petits cailloux, ou enfin un poids gradué. Il est incontestable que ce dernier est, à tous les points de vue, préférable.

Le malade peut impunément se laisser glisser dans le lit ; le poids suspendu fait son office et la traction est toujours la même. Avec la traction élastique, le moindre mouvement de la partie inférieure du corps fait complétement cesser l'extension. Cette continuité et cette constance sont un des grands avantages de cette méthode.

La force de traction varie selon l'âge et les individus, suivant le degré de la maladie. Ainsi certaines coxalgies, au début, présentent des déviations améliorées par des poids très-légers ; tandis que des coxalgies invétérées nécessitent quelquefois une force de traction considérable. Aussi ne peut-on, à *priori*, indiquer le poids qu'il faut appliquer.

Certains chirurgiens, les américains par exemple, se servent de poids très-lourds ; d'autres, comme Billroth et Czerny, de Vienne, ont recours à des poids très-faibles. Ce serait peut-être à cette insufisance de traction, selon la remarque de Max Schede, que Billroth aurait dû les insuccès signalés par Czerny dans sa clinique. Wolkmann donne, comme limites extrêmes, au minimum 4 livres (enfants ; coxalgie au début),au maximum 15 livres (adultes). Chez ces derniers, Bœckel ne dépasse pas une charge de 6 à 7 kilog. Chez les enfants, un poids bien moindre paraît lui suffire, quoiqu'il n'ait pas hésité à aller jusqu'à 12 kil. chez un jeune coxalgique.

Max Schede recommande de ne jamais suspendre au membre malade le poids jugé comme suffisant. Quelquefois un poids assez lourd, insupportable dès le début, est facilement toléré si l'on y arrive par une augmentation successive. Aussi doit-on commencer par des poids faibles, et, tout en surveillant l'effet obtenu, les augmenter progressivement. Certains cas de coxalgie très-douloureux, nullement améliorés par des poids de 2 à 4 livres, cèdent facilement à un poids de 6 ou 8 livres. Mais, pour arriver à ce but, et dans quelques circonstances que ce soit, le poids dont on se sert ne doit jamais faire souffrir le malade. Aussi, d'après les faits et l'avis des auteurs qui se sont occupés de cette question, on doit procéder par tâtonnement, diminuer quelquefois, augmenter les poids le plus souvent. Le chirurgien, en

effet, ne sera sûr d'obtenir un effet utile qu'autant qu'il aura sup-
primé les douleurs et corrigé les positions vicieuses.

Pour que l'appareil à sparadrap atteigne réellement le but, il faut
que le lit sur lequel se trouve le malade remplisse certaines conditions. Tout d'abord, le malade devant se trouver un plan horizontal,
les traversins et les oreillers doivent être supprimés; les lits à pail-
lasse et même à sommier, présentant en outre une dépression, doivent
être modifiés. On placera donc au-dessous des matelas une large
planche, pour éviter que le malade ne soit dans la flexion et pour qu'il
repose sur un plan réellement horizontal.

En dernier lieu, on peut « diminuer les frottements et laisser aux
poids toute leur action, en couchant le membre soumis à l'extension
sur un coussin de balle d'avoine recouvert de toile cirée ou de toute autre
étoffe glissante. Wolkmann, dans le même but, fait appliquer par-
dessus le sparadrap un appareil plâtré, dans lequel il incorpore deux
attelles placées transversalement à la face postérieure du membre.
Leurs extrémités glissent sur deux prismes en bois qui forment les
bords latéraux d'une planchette. » (Bœckel, *Bulletin de thérapeutique*.)

L'appareil servant à pratiquer l'extension continue est d'une extrême
simplicité. De ce chef, sans parler momentanément des avantages
que nous lui reconnaissons et que nous essayerons de prouver, il se
recommande à l'attention du praticien, puisque avec du sparadrap,
selon Bœckel, une poulie que l'on peut remplacer par une bobine, un
poids, une ficelle, on peut l'improviser partout et l'adapter à la taille
de tous les sujets.

CHAPITRE III

Mode d'action

L'extension continue agit sur la coxalgie en amenant la séparation des surfaces articulaires, ef conséquemment la diminution de pression qu'elles exercent l'une sur l'autre, en supprimant les contractures des muscles, les douleurs et la fièvre; en arrêtant les lésions et corrigeant les positions vicieuses; en immobilisant d'une façon certaine l'articulation atteinte et en permettant, dans les cas de coxalgie aiguë, une certaine mobilité qui prévient l'ankylose. Enfin, l'appareil étant appliqué, le chirurgien peut surveiller tous les jours l'état local et user, s'il le faut, d'autres moyens thérapeutiques.

Nous étudierons donc successivement les divers avantages de l'extension continue, et nous commencerons par le point essentiel, celui qui a été le plus discuté : la séparation des surfaces articulaires.

Le diastasis est-il possible? Étant donné que l'extension continue a une action réelle sur l'articulation coxo-fémorale, nous devons nous demander à quoi sont dues les modifications qu'elle produit. Est-ce seulement à la diminution de pression qu'exercent l'une sur l'autre les surfaces articulaires? Est-ce à leur réel écartement? C'est là ce que nous croyons et ce que nous essayerons de démontrer.

MM. Lefort et Bouvier, dans la discussion à laquelle nous avons déjà fait allusion, se sont élevés contre cette prétention du diastasis, soutenue par les chirurgiens américains. Il n'en est pas moins vrai que, d'après les expériences cadavériques faites par les adversaires de la théorie que nous soutenons, l'écartement existe, minime c'est vrai,

H   3

mais il existe. Le grand argument qu'ils mettent en avant est la force de traction qu'il faut employer.

Depuis les expériences des frères Weber, il est admis généralement que la tête du fémur est en contact immédiat et intime avec le fond de la cavité cotyloïde. En 1873, Kœnig a publié ses expériences contraires à l'idée des Weber. Il conclut à ce que les surfaces articulaires ne sont jamais en contact que sur une étendue limitée ; ce qui tient à la différence de courbure de la tête fémorale et de la cavité cotyloïde.

Ayant fait après congélation une section de l'articulation de la hanche, il a constaté, la cuisse étant en extension, qu'il existe entre la tête fémorale et la cavité cotyloïde un espace rempli de synoviale congelée, présentant une épaisseur variable, depuis quelques dixièmes de millimètre jusqu'à 3 millimètres. Dans l'abduction et l'adduction forcées, Kœnig constate que le contact fait absolument défaut ; dans toutes les positions intermédiaires, il a toujours constaté un écartement, à moins qu'une pression extérieure ne fût exercée, soit par la contraction musculaire soit par le raccourcissement inflammatoire des ligaments. Si une force adjuvante, telle que celles que nous venons de citer, peut diminuer l'intervalle qui existe entre les os, la traction peut aussi l'augmenter.

Kœnig a voulu se rendre compte de l'action que pouvait exercer la traction sur l'articulation coxo-fémorale. Voici son expérience : « Ayant maintenu sur un cadavre soumis à la congélation une des articulations de la hanche en abduction modérée, l'autre en extension forcée avec un poids de 8 livres, il trouva que l'intervalle maximum entre les surfaces osseuses était, pour la première, de 1 millimètre et demi ; pour la seconde, partout de 2 millimètres et demi. » Par l'extension, on avait donc gagné un millimètre et demi. D'après un certain nombre d'expériences analogues à celles de Kœnig, Paschen conclut à un certain degré de séparation entre les surfaces articulaires de l'articulation coxo-fémorale, au moyen de tractions permanentes.

En expérimentant sur l'articulation fémoro-tibiale, avant, pendant et après la rigidité cadavérique, au moyen d'épingles enfoncées dans le tibia et le fémur, Charles Rheyner a obtenu, en variant les tractions, un écartement de 1 millimètre à 3 millimètres et demi. Le professeur Busch, de Bonn, en 1870, et dans un travail publié dans les *Archives de Langenbeck* en 1872, soutient que les bons effets, indéniables du reste, de l'extension, ne sont pas dus au diastasis, mais bien à une modification des points de contact des extrémités osseuses. En même temps, contrairement à l'idée émise par Kœnig, il dit que la pression intra-articulaire est augmentée, et que cette augmentation de pression est la véritable cause de l'amélioration obtenue par l'extension continue. Le docteur Morossof, de Charkow, au moyen d'expériences, a défendu les idées de Busch. Il conclut à l'augmentation de la pression intra-articulaire, et doute, quoiqu'il ait obtenu sur des cadavres un écartement de 1 millimètre, qu'on puisse arriver à un pareil résultat sur le vivant, tant que le ligament de Bertin est intact.

En 1877, Schutze, revenant sur la même question, explique les contradictions apparentes de Kœnig et Paschen d'un côté, du professeur Busch et Morossof de l'autre. « Il admet que l'un et l'autre effet peuvent être obtenus, ce qui s'explique facilement, si l'on veut bien distinguer entre l'extension momentanée avec des poids plus ou moins considérables et l'extension continue pendant plusieurs jours. La première amène toujours, dans une articulation distendue par un épanchement, une augmentation de pression due à la tension des parties molles environnantes; mais, au bout de quelque temps, la pression diminue, ce qui s'explique, soit par la résorption partielle ou complète des liquides épanchés, soit par un diastasis qu'il regarde comme possible. Dans deux observations qu'il a rapportées, les choses se passèrent ainsi. Il s'agissait d'hydarthrose du genou. Au moment de la ponction, on constata l'existence d'un excès de pression dans l'article; la traction établie aussitôt, la pression s'éleva encore, mais pour diminuer au bout de trois ou quatre jours d'extension constante avec un poids de 10 livres. » (Ch. Monod, *Revue critique, Archives de médecine*, 1878.)

Le docteur Armand, ex-interne des hôpitaux de Lyon, a soutenu la possibilité du diastasis et, suivant Kœnig, la diminution de la pression intra-articulaire, dans les cas où l'extension a été appliquée d'une façon continue. Il cite à l'appui l'expérience suivante de Kœnig. « Ce dernier fait une fenêtre quadrangulaire dans les parties molles qui se trouvent au-devant de l'articulation coxo-fémorale, de manière à mettre à nu la partie antérieure de la capsule ; puis il enfonce dans l'article la canule de la seringue de Pravaz, celle-ci étant remplie de liquide coloré. On voit alors à chaque traction le liquide baisser dans la seringue, ce qui indique bien la diminution de la pression intra-articulaire.» Il a répété lui-même plusieurs fois cette expérience et a toujours obtenu le même résultat.

Il conclut que l'opinion émise par Busch, c'est-à-dire l'augmentation de pression intra-articulaire, n'est nullement confirmée par les faits.

Contrairement à ces idées, le docteur Provenaz (1881) nie la possibilité du diastasis avec les poids dont on se sert habituellement au lit du malade. « L'écartement n'est pas indispensable, dit-il, pour arriver à soulager le malade, et les ligaments d'une articulation malade peuvent, sur le vivant, résister moins que sur le cadavre, ce qui explique la diminution de pression des deux surfaces avec des poids quelquefois minimes, et rend compte du soulagement et de l'amélioration du malade. »

Comme on le voit, les expériences, cependant probantes, de Kœnig et Paschen, étaient loin d'être acceptées par tous les chirurgiens. M. le professeur Lannelongue vient de confirmer les idées développées par Kœnig et de démontrer d'une façon irréfutable, non-seulement la possibilité, mais l'existence du diastasis. En effet, dans une commucation importante faite à la Société de chirurgie en février 1886, M. Lannelonge conclut « que l'extension continue a l'avantage d'écarter les surfaces articulaires, d'empêcher la pression qu'elles exercent l'une sur l'autre, et, par le fait même, d'éviter la douleur, l'inflammation et les accidents qui l'accompagnent. Le fait est d'autant plus probant que c'est la première fois que l'extension continue sur une coxalgie récente est étudiée anatomiquement.

« Il s'agit, dit-il, d'un enfant de quatre ans que je reçus dans mon service pour une coxalgie dont le début remontait à quelques semaines. Le 28 octobre, je commençai la traction continue avec un poids de 2 kilog. d'abord, de 3 kilog. ensuite. Ce traitement fut continué jusqu'au 7 décembre, époque à laquelle l'enfant gagna le croup et mourut.

» Voici les conditions et les résultats de l'expérience. Elle a été faite quelques heures après la mort, par un temps de neige, le cadavre étant dans un état de conservation parfaite. Le bassin étant séparé du tronc, on a cloué sur une planche, avec de fortes pointes, le rachis et l'os iliaque ; de ce côté, l'adhérence à la planche était complète, la hanche était libre et l'on pouvait faire exécuter au membre inférieur atteint quelques mouvements de flexion, extension et rotation en dehors. L'extension a été faite comme sur le vivant, à l'aide d'une anse de diachylon appliquée sur la cuisse au-dessus des condyles fémoraux et maintenue en ce point ainsi que sur la jambe, mais plus modérément. Une corde portant 4 kilog. s'attachait à l'anse et s'engageait dans une poulie placée à l'extrémité inférieure de la planche.

» L'expérience a commencé à 10 h. 1/2 du matin, sans qu'il y ait sur le cadavre la moindre trace de rigidité cadavérique, et elle a duré jusqu'à 7 h. du soir. Le cadavre était dans une pièce chauffée de 20° à 25° en moyenne. A 7 h., sans cesser l'extension continue, on a procédé à la congélation du membre avec des mélanges réfrigérants composés de sel marin et glace, acide chlorhydrique et sel marin. Le lendemain, le membre étant congelé, j'ai fait une coupe à la scie dans l'axe approximatif du col fémoral.

» Cette coupe s'est faite sans déranger les parties. Voici les résultats: Les surfaces ne sont pas en contact en haut et au centre. Au centre, on peut mesurer 2 millim. d'écart entre le cartilage de la tête et le cartilage de la cavité cotyloïde. En haut, il y a 1 millim. 1/2 d'intervalle entre ces mêmes surfaces. Au contraire, en bas, les cartilages de la tête et de la cavité sont en contact. De plus, en bas, on voit que la capsule est pressée et tendue entre la tête du fémur ; tandis qu'en haut, l'intervalle existant entre les surfaces articulaires est rempli par des fongosités molles, qui ne font que combler le vide. J'ajoute que la tête a subi un mouvement d'abaissement, attendu qu'il y a là près de la moitié de la surface de la tête qui est en dehors de la cavité cotyloïde, et que cette partie est arrondie, tandis que la supérieure est aplatie.

» En résumé, la tête fémorale est descendue et séparée de la partie supérieure du cotyle par un intervalle important de plus de 1/2 centim. Il est donc incontestablement démontré que, sous l'influence de tractions continues, l'écartement des surfaces articulaires existe et que, lorsque l'articulation est malade, cet écartement est incontestable. »

L'écartement par la traction, tant à l'état normal qu'à l'état pathologique, est expérimentalement démontré. Mais comment expliquer ce diastasis sans produire le vide, alors que, d'après les expériences de Weber, la tête du fémur est maintenue en contact avec les os des îles par une force équivalant à une colonne de mercure de 0,76 centim. de hauteur, qui aurait pour base la surface de contact du fémur et de l'os iliaque, et estimée par eux à 12 kilog. environ ? Par quoi, en un mot, est comblé cet intervalle résultant de l'écartement des surfaces articulaires ?

« Kœnig a fait à ce sujet une intéressante expérience. Étant donné qu'à l'état normal une articulation de la hanche présente au niveau du ligament rond une épaisseur de synoviale de 2 mill. environ, si l'on exerce une traction de 8 kilog., l'épaisseur de la synoviale congelée est de 2 millim. 1/2. Il y aurait donc eu dans ce cas augmentation de la quantité de la synoviale. » (Armand.)

D'après Sappey, une partie de la couche graisseuse extra-articulaire pénétrerait dans l'articulation au moment où, sous l'influence de l'adduction, un vide tendrait à se produire à la partie inférieure de l'arrière-cavité. A l'état normal donc, l'espace résultant du diastasis est comblé par la synoviale et par une couche graisseuse. L'explication est plus simple encore quand l'articulation est enflammée. A ce moment, il y a augmentation de la quantité de synoviale, et, si les lésions sont plus avancées, s'il y a une abondante suppuration, la pression atmosphérique n'a plus aucune influence.

Des expériences cadavériques de Kœnig, Paschen et Armand ; du fait pathologique mis en lumière par M. le professeur Lannelongue, nous pouvons conclure que le diastasis existe réellement. On ne pourra donc plus dénier à l'extension continue la possibilité d'atteindre le but que s'étaient proposé les premiers partisans de la méthode, et auquel sont parvenus depuis longtemps les chirurgiens américains.

CHAPITRE IV

Conséquences du diastasis

La suppression de la douleur et de la fièvre, la diminution de pression des surfaces articulaires, l'arrêt des progrès de la maladie, c'est-à-dire de l'usure des cartilages et des os, et, en dernier lieu, la correction des positions vicieuses, sont les conséquences immédiates de la séparation des surfaces articulaires.

SUPPRESSION DES DOULEURS

Dans la coxalgie aiguë, le symptôme dominant est la douleur. C'est pour l'éviter que les malades timorés n'osent imprimer le moindre mouvement à l'articulation malade. Ce n'est qu'avec terreur qu'ils voient le chirurgien s'approcher de leur lit de souffrance et se ren-

dre compte de leur mal. A quoi doit être attribuée cette douleur ?
Aux lésions des parties constituant l'articulation. Les points primiti-
vement atteints seraient, d'après M. Hennequin, le ligament rond et
la synoviale. Celui-ci, à l'état normal, sert d'oreiller à la tête fémorale ; mais, sous l'influence de l'inflammation, il augmente de volume,
ne peut plus entrer dans la cavité creusée aux dépens du cartilage
polaire cotyloïde et est exposé à être pressé par la tête du fémur.
Sous la pression de la tête fémorale, apparaissent les contractions
douloureuses, les rigidités musculaires, qui immobilisent l'articulation
et entraînent plus tard les déformations vicieuses du membre. Mais,
à son tour, cette contraction musculaire augmentant la pression, devient une nouvelle cause de douleur.

Dans cette arthropathie, la douleur joue un double rôle : effet d'a-
bord, cause ensuite.

Par l'extension, les contractions fibrillaires, qui passent aux yeux
de certains cliniciens comme signe certain de processus ulcératifs,
cessent au bout de deux ou trois jours. Quand elle est continue, elle
combat l'action exagérée des muscles du membre malade, comme le
fait observer avec juste raison M. Hennequin, en entrant en lutte
avec eux, et fatalement elle doit vaincre leur puissance.

Il est, en effet, physiologiquement démontré qu'un muscle ne peut
rester en état de contraction au delà de vingt à trente minutes, selon
les expériences de Gaillard, de Poitiers : « Si donc on applique à un
muscle une traction permanente et suffisamment puissante, il arri-
vera un moment où, après avoir résisté, en se contractant, à la force
qui agit sur lui, il finira par céder et tomber dans le relâchement. »
(Ch. Monod.)

Les contractions volontaires et actives des muscles périarticulaires
dans la coxalgie disparaissent donc sous l'influence de la traction.
Ce qui se passe dans ce cas-là est absolument semblable à ce qui
existe dans le sommeil chloroformique ; dans l'un et l'autre cas, les
muscles sont dans le relâchement.

Tous les auteurs, du reste, s'accordent à reconnaître les bons effets de l'extension continue dans cette période dite *musculaire*.

« C'est merveilleux, dit Blandin, comment les douleurs très-aiguës de la coxalgie disparaissent comme par enchantement dès que le malade est soumis à cette double puissance: l'extension et la contre-extension. » Wolkmann dit que l'extension est suivie immédiatement de la suppression de la douleur, au point que les malades demandent eux-mêmes l'augmentation du poids et sont éveillés si on le leur supprime. Selon Max Schede, dans un travail qui compte un grand nombre d'observations, sur 20 coxalgiques épuisés par la souffrance et l'insomnie, 14 ont pu se reposer la première nuit, sans le secours de préparations opiacées. Chez les 6 autres malades, le poids était trop faible, et son augmentation amena, sinon la cessation complète des douleurs, du moins un soulagement notable. Quelques-uns de ces malades, redoutant l'application de la traction, furent autorisés par Max Schede à la suspendre si, au bout d'une demi-heure, les douleurs avaient augmenté. Aucun d'eux n'eut recours à cette extrémité ; l'amélioration fut, pour ainsi dire, immédiate. D'après leur expérience personnelle, Eugène et Jules Bœckel pensent que, si la traction ne calme pas la douleur au bout de vingt-quatre ou quarante-huit heures, c'est que le poids employé est trop faible ou qu'il existe quelque abcès profond. L'amélioration est d'autant plus rapide, d'une façon générale, que les douleurs sont plus vives.

SUPPRESSION DE LA PRESSION

Les muscles et les ligaments exercent une certaine action dans le contact plus ou moins intime des surfaces articulaires. Aussi, une fois que, par suite du diastasis, les muscles sont dans le relâchement, si la tête fémorale presse encore sur la cavité cotyloïde, c'est que les ligaments ont encore une action. A ce moment, si l'extension est continuée, elle portera toute son action sur ces ligaments. Ceux-ci, ayant dans

H   4

une articulation malade une résistance bien moins grande que sur le
cadavre, cèdent aussi facilement à la traction. Alors la traction, s'exerçant sur les muscles et les ligaments, supprime définitivement la pression qu'exercent l'une sur l'autre les surfaces articulaires. Le frottement et le contact de ces surfaces disparaissent donc toutes les fois
que l'extension continue est faite méthodiquement. Et la meilleure
preuve que cette pression est bien une des vraies causes de la douleur, c'est qu'avant Bonnet, époque à laquelle le traitement local de la
coxalgie était pour ainsi dire nul, les chirurgiens cherchaient à obtenir la luxation de la tête fémorale. A ce moment, les malades, tourmen-
tés depuis longtemps par d'intolérables souffrances, accusaient un
bien-être inexprimable. C'est qu'alors le contact, le frottement, la pression de ces surfaces enflammées, disparaissaient avec la luxation. L'extension continue agissant dans le même sens, soulage le patient.

ARRÊT DES PROGRÈS DE LA MALADIE

Par le fait de l'inflammation de la synoviale, le cartilage éprouve
une modification de sa nutrition ; il devient jaunâtre, friable et perd
son élasticité. Consécutivement, les os sont atteints et la carie se montre sur les surfaces articulaires en contact. A la suite de la contraction
musculaire provoquée par les douleurs, la pression augmente, s'exerce
sur les cartilages et les os; le travail ulcératif fait des progrès, la tête
fémorale presse sur le rebord cotyloïdien, qui s'affaisse, se déprime,
s'écule, selon l'expression de Bouvier. Étant donné le point de départ
et la marche de ce travail ulcératif, provoqué et entretenu par la pression, ne peut-on pas admettre que l'inflammation se propagera d'autant
plus rapidement que le contact sera plus intime ? L'extension, en supprimant le frottement, empêche l'inflammation de se transmettre et conséquemment arrête sa marche. Les fongosités articulaires, soustraites
à la pression, peuvent s'organiser en tissu fibreux et marcher vers la
guérison. Il se passe, dans ce cas, ce qui existe dans les plaies sou-

mises à la compression; aussi, avec l'extension, on n'a plus à craindre ces destructions de la cavité cotyloïde qui permettaient à la tête fémorale de pénétrer dans le bassin, ou ces destructions du rebord cotyloïdien qui entraînaient la luxation de la tête fémorale.

L'amélioration dans l'état du malade, à la suite de ce traitement, nous rend compte de la disparition de la fièvre qui accompagne les coxalgies aiguës. D'après Max Schede, chez une de ses malades, qui ne fut soumise à la traction que six jours après son entrée à l'hôpital, la température, qui oscillait dans les débuts entre 38°4 et 38°2 le matin, et 39°2 et 39°5 le soir, revint à la normale au bout de trois jours. Dans les dernières périodes de la coxalgie, le traitement par l'extension continue fait disparaître la fièvre hectique, soit en favorisant l'écoulement du pus, soit en empêchant sa putréfaction et son absorption.

· La disparition de la douleur et de la fièvre, l'amélioration de l'état local, sont donc des faits cliniques indéniables, qui ont pour conséquence le retour du sommeil et de l'appétit (1).

CORRECTION DES POSITIONS VICIEUSES

Dans les cas de coxalgie, soit aiguë, soit chronique, le membre malade tend à se mettre dans une position vicieuse. Cette dernière est amenée par des déformations le plus souvent apparentes, quelquefois réelles. « Dans le premier cas, c'est qu'instinctivement le patient, pour

(1) Dans le service chirurgical des enfants du docteur Fichier, à la Charité de Lyon, où il avait continuellement une dixaine de cas de coxalgie traités par l'extension continue, les effets de cette méthode, au point de vue de la suppression de la douleur, étaient remarquables. Souvent nous supprimions les poids sans en avertir les petits malades, qui, au bout d'une demi-heure, de quelques heures, se plaignaient du retour de leurs douleurs et demandaient qu'on augmentât les poids. J'ai vu des malades, souffrant de violentes douleurs dans l'aine et le genou, soulagés après quelques heures d'extension continue. La disparition complète des douleurs était la règle, quand la traction était méthodiquement pratiquée. (Tédenat, Clinique du 30 mars 1886.)

diminuer la douleur, pour mettre les muscles dans le relâchement, selon certains auteurs, fléchit la cuisse sur le bassin. Dans le second cas,
le gonflement des parties molles, le dépôt des produits pathologiques
épanchés dans l'épaisseur des tissus, ou les changements qui s'accom-
plissent dans le rapport des os entrant dans la constitution de la jointure, amènent une réelle déformation. La flexion est rarement seule,
elle est le plus souvent combinée, soit à la rotation en dedans, soit à
la rotation en dehors. » (Valette.)

Ce qui frappe chez un coxalgique, c'est l'ensellure de la région lombaire et la différence de longueur que présentent les membres infé-
rieurs, car les cas où il n'y a ni raccourcissement, ni allongement réel
ou apparent, sont très-rares. « Dans la coxalgie avec allongement, dit
Bonnet, la cuisse est placée plus ou moins fixement dans la flexion,
l'abduction et la rotation en dehors, la cuisse saine étant dirigée parallèlement à la cuisse malade.

» Le bassin est fléchi sur la cuisse, et le côté qui correspond à la
hanche malade est situé plus bas et plus en avant que celui qui correspond à la hanche saine. Le changement de rapports entre la cuisse
et le bassin est, d'après Valette et contrairement aux idées de Fer-
dinand Martin et Collineau, la cause du raccourcissement et se ré-
sume dans les propositions suivantes :

» 1° La flexion de la cuisse, combinée à l'adduction et à la rotation en
dedans, le membre du côté opposé étant placé parallèlement, produit
le raccourcissement apparent.

» 2° Dans la coxalgie avec raccourcissement, le bassin est fléchi sur
la cuisse, et le côté correspondant au raccourcissement est situé plus
haut et plus en arrière que celui du côté opposé. » (Valette.)

Dans l'un et l'autre cas, et quelle qu'en soit la cause, que ce soit le
siége du mal, le décubitus ou la contraction de tel ou tel groupe musculaire, une position vicieuse est constituée.

« Lorsque la cuisse est fléchie sur le bassin en adduction et rotation
en dedans, la tête fémorale distend la capsule et la synoviale à la partie externe et supérieure, et tend à s'échapper en arrière et en dehors.

Si la cuisse est fléchie en abduction et rotation en dehors, elle tend à s'échapper par le côté interne et à se luxer sur le trou obturateur. » (Bonnet.) — Si la guérison est obtenue par ankylose, dans une de ces positions, le malade est estropié. Pour éviter ce danger, pour remédier à cet inconvénient, quelle est la position que le chirurgien doit donner à la cuisse? Bonnet, dont les idées ont été partagées par la plupart des auteurs, veut « que la position à donner à la cuisse prévienne la distension des parties molles et le déplacement des os, et, dans les cas d'ankylose, assure l'exercice le plus complet du membre. » C'est dans l'extension médiane de la cuisse sur le bassin que se trouvent réalisés les avantages qu'il recherche. Mais, pour placer le membre dans cette position, Bonnet le redresse brusquement. Sans parler des inconvénients, des dangers que fait courir au malade un pareil traitement, tels que l'emploi du chloroforme, les douleurs éprouvées au moment de l'opération, le fait d'y revenir après avoir laissé reposer le malade, si les adhérences sont solides, les fractures du col du fémur et, chez les jeunes sujets, le décollement des épiphyses, il ne présente pas, au point de vue des résultats, les mêmes avantages que l'extension continue. Bien souvent, après avoir effectué le redressement brusque du membre, après avoir appliqué un bandage inamovible pour immobiliser définitivement la hanche malade, on voit la position vicieuse du membre se reproduire, quoique le bandage ait été appliqué selon toutes les règles.

Avec l'extension, ou redressement lent et continu, jamais il ne se produit le moindre accident; il n'y a aucune réaction fébrile, il n'y a pas d'inflammation articulaire, il n'y a aucune douleur, puisqu'un des premiers avantages de ce mode de traitement consiste à la supprimer.

Comment arrive-t-on à remédier à l'abduction et à l'allongement, à l'adduction et au raccourcissement? Par la traction exercée sur la cuisse, on remédie à la flexion; quant à la rotation interne ou externe, on n'a qu'à empêcher le membre de s'incliner soit en dedans, soit en dehors; quant à l'allongement ou au raccourcissement, il n'y a qu'à modifier le point d'appui de la contre-extension, qui doit toujours s'exercer sur le côté du bassin le plus abaissé. L'appareil à spara-drap offre toutes les conditions nécessaires. De prime abord, il fait dis-paraître la flexion de la cuisse par la traction qu'il exerce sur le membre; en second lieu, comme cette traction s'exerce suivant l'axe du membre et que les bandes de sparadrap servent d'attelles, il n'y a plus à crain-dre la rotation.

Reste l'allongement ou le raccourcissement, dont certains auteurs ne se préoccupent pas, sous le prétexte que cette inégalité n'est qu'appa-rente. Pour nous, nous croyons utile de suivre le principe de Mayor et Wolkman : prévenir les déformations extérieures qui sont la consé-quence de cette inégalité de longueur. Le but que ces auteurs ont voulu atteindre consiste à faire basculer le bassin, et dépend essentiellement de la manière dont seront combinées l'extension et la contre-exten-sion.

Supposons d'abord le cas d'une coxalgie avec membre raccourci dans la flexion, adduction et rotation interne; dans ce cas, l'axe trans-versal du bassin est oblique. Si nous appliquons l'extension au mem-bre malade et la contre-extension du même côté, nous obtenons la séparation des surfaces articulaires, mais nous ne corrigeons nulle-ment la position vicieuse du membre. L'axe transversal est toujours oblique, puisque les forces opposées se neutralisent. Si maintenant nous plaçons la contre-extension du côté sain, la force qui agit pour remédier à l'obliquité du bassin est doublée. Le bassin est attiré en bas du côté malade, en haut du côté sain. Dans ces conditions, l'axe transversal oblique disparaît à la suite du mouvement de bascule exé-cuté par le bassin, qui revient à sa position normale.

Considérons maintenant le cas où, par l'abaissement du bassin du côté malade, le membre placé dans la flexion, abduction et rotation externe, paraît allongé.

En opérant la traction sur le membre malade, on augmente son allongement et l'obliquité de l'axe transversal du bassin. Pour y re-médier, on fait la contre-extension du côté malade, et elle agit de deux façons : elle diminue l'angle que forme le fémur avec le bassin, corrige l'abduction et annule l'influence de la traction. Mais, pour arriver au but, il est nécessaire d'agir sur le membre sain. Voici comment on opère : on emploie 5 livres pour l'extension du membre malade, 8 livres pour la contre-extension sur ce dernier et 8 livres pour l'extension du membre sain.

Le poids de la contre-extension, d'un côté, et le poids de l'extension du membre sain, de l'autre, exercent une force équivalente à 16 livres et diminuent l'angle formé par la déviation du côté malade. Le poids de 5 livres fixé au membre malade produit l'écartement des surfaces et fait disparaître la flexion. Il reste donc un poids de 11 livres agissant des deux côtés du bassin pour faire basculer le bassin, faire disparaître l'obliquité de son axe transversal et le placer dans sa position normale.

Quel est le temps nécessaire pour la guérison d'une coxalgie ? Il est très-variable, car il est subordonné à la gravité et à l'ancienneté de la lésion.

Une coxalgie au début, à la période dite *musculaire*, est guérie en quelques jours, car il suffit alors de lasser la contraction musculaire. Mais il faut plusieurs semaines dans certaines coxalgies avec contracture musculaire et adhérences intra-articulaires.

C'est un des reproches faits à la méthode ; nous reconnaissons volontiers que le redressement brusque est bien plus rapide. Mais nous croyons aussi qu'il vaut beaucoup mieux laisser, pendant quelques semaines, le malade au lit, que de l'exposer à une suppuration intra-articulaire. Du reste, dans ce laps de temps, l'extension continue guérit cette terrible maladie, qui exige habituellement un an de traitement.

On lui reproche d'être douloureux ; nous ferons simplement observer que la suppression rapide de la douleur est la caractéristique de cette méthode et que c'est un des avantages que ne lui dénient pas ses adversaires les plus décidés. En dernier lieu, elle serait inefficace. D'une façon générale cependant, toutes les coxalgies traitées par l'extension continue ont bénéficié, sinon d'une guérison, du moins d'une grande amélioration ; et, si « la méthode a échoué, ce ne peut être que pour des arthrites très-anciennes ou pour des arthrites en convalescence dont on a négligé de s'occuper de la position. » (Armand.)

Mais, comme ces cas sont exceptionnels, vu le nombre des coxalgies, ils ne peuvent diminuer ni affaiblir les avantages indéniables de l'extension continue et constante.

Chez quelques malades, ainsi que l'a remarqué M. Tédenat, l'extension faite de la manière que nous avons indiquée ne calme pas la douleur ou même l'augmente. En pareil cas, il faut, au moyen d'un coussin ou d'une planche, maintenir le membre dans la position fléchie et diriger la traction exactement dans le sens de la déviation. On évite ainsi toute action de levier et toute compression des surfaces articulaires l'une sur l'autre, due à ce jeu de levier. La douleur ne tarde pas à disparaître, et, au bout de quelques jours, la modification graduelle dans l'axe de traction corrige la direction vicieuse.

CHAPITRE V

Immobilisation de la hanche par l'extension continue. — Mobilisation possible. — Ses avantages dans certains cas

Les partisans de l'extension continue, tels que Max Schede, Bœckel et les Américains, soutiennent qu'un de ses avantages est de pouvoir mobiliser l'articulation malade et d'éviter l'ankylose. D'autres, comme Armand, veulent maintenir dans une immobilité absolue l'articulation malade.

Cette question est une de celles qui ont divisé et divisent encore les chirurgiens. Mais, sans entrer dans une discussion à ce sujet, ne pouvons-nous pas montrer aux partisans de l'immobilisation que l'extension remplit le but aussi bien que la gouttière de Bonnet et les appareils inamovibles?

Comment agit-elle? « Par elle, la cuisse est fortement tendue, attirée suivant son axe; les muscles sont fatigués et vaincus, incapables de produire des mouvements; le bassin, d'autre part, fixé par la contre-extension, ne peut pas exécuter beaucoup de mouvements. » (Armand).

Dans ces conditions, le malade, maintenu dans le décubitus dorsal par l'extension, d'une part, et la contre-extension, de l'autre, se trouve être dans le repos le plus absolu et son membre aussi bien immobilisé qu'avec un appareil plâtré qui remédie à une position vicieuse, à la condition expresse qu'au moment de l'application, ou immédiatement après, il ne se produira pas une malencontreuse contraction musculaire. Et si, malgré les recommandations du chirurgien et la difficulté qu'il a à se mouvoir dans le lit, le malade se livrait à quelques mouvements, il nous semble que l'immobilisation de la hanche ne courrait aucun risque, vu la traction subie par le membre et l'instinct du coxalgique pour le laisser au repos, et, en dernier lieu, vu ce fait constaté par les chirurgiens que, dans ces conditions, les mouvements imprimés se passent dans les articulations de la colonne vertébrale.

Il nous semble donc que les partisans de l'immobilisation absolue peuvent sans crainte se servir de l'appareil à sparadrap dans un certain nombre de coxalgies. Mais où il nous semble que c'est un devoir pour le chirurgien d'y avoir recours, c'est dans les coxalgies suppurées; car, outre l'impuissance, souvent démontrée, de la réduction de la position vicieuse par le bandage inamovible, il est parfaitement inutile « d'appliquer un appareil quelconque, lorsqu'il existe des trajets fistuleux versant au dehors une plus ou moins grande quantité de pus. Dès le lendemain, le bandage serait complétement souillé, et ce ne serait encore que le moindre inconvénient, car la rétention du pus entraînerait tous les accidents de la décomposition putride. Ces trajets fistu-

H   5

leux doivent, au contraire, être lavés avec soin chaque jour ; l'extension continue est la seule méthode qui permette de le faire, et, si on la néglige, on néglige et l'immobilisation et la correction des attitudes vicieuses. » (Armand.)

Peut-on cependant, dans certains cas, user de la possibilité de mobiliser l'articulation malade traitée par l'extension continue ? Oui, et alors on peut éviter l'ankylose ; mais nous ne devons pas, comme les Américains, faire de la mobilisation un principe absolu. Assurément nous admettons certains cas de coxalgie chronique où les lésions sont trop avancées ; où les os érodés, unis intimement, ne forment qu'un seul os ; où les ligaments et les muscles rétractés doivent conserver leur inextensibilité et entraver le libre fonctionnement de l'articulation, et où, malgré l'application méthodique de l'extension continue, l'ankylose ne peut être évitée. Mais, sauf ces cas, nous croyons que l'extension continue peut faire éviter ce grave inconvénient ; car, au bout d'un certain temps, quand les phénomènes douloureux ont disparu, le malade peut s'asseoir dans son lit et imprimer quelques mouvements à la jointure.

En agissant ainsi, on évite une immobilisation trop rigoureuse et les inconvénients qu'elle entraîne.

Aussi sommes-nous convaincu que, dans les coxalgies aiguës, l'extension guérit radicalement les surfaces articulaires malades et laisse au membre la liberté de tous ses mouvements. Car enfin le diastasis empêche les adhérences de s'établir et de souder définitivement deux os l'un à l'autre. Si donc, dans les cas de coxalgie aiguë, après la disparition des phénomènes douloureux, ou dans les coxalgies chroniques légères, vu la suppression du contact et conséquemment l'arrêt de la lésion par l'extension continue, le chirurgien mobilise l'articulation malade, il évitera incontestablement l'ankylose et rendra au membre son usage intégral. C'est, du reste, dans des cas semblables que Max Schede a obtenu la guérison avec la capacité fonctionnelle absolument normale, quoiqu'il soutienne, avec Wolkmann, Bœckel et les Américains, que, même dans les coxalgies les plus graves, la liberté absolue du membre peut être obtenue.

CHAPITRE VI

Indications et contre-indications

Les indications de la méthode sont contenues dans ce que nous venons de dire ; nous croyons cependant utile de les résumer.

En somme, toutes les coxalgies, quel que soit le degré de la lésion, peuvent être améliorées, sinon guéries, par l'extension continue.

Dans les coxalgies aiguës, où la contraction musculaire et les douleurs intolérables sont les symptômes dominants, l'extension continue est indiquée d'une façon absolue. Dès son application, répétons-nous, le malade est soulagé, la douleur se calme, la fièvre tombe, et il peut, au bout de quelque temps, imprimer à son articulation un certain nombre de mouvements.

Dans les coxalgies chroniques légères, où les douleurs ne sont pas trop accentuées, l'appareil à sparadrap rend d'incontestables services. Comme précédemment, il calme la douleur, sépare les surfaces articulaires, empêche le frottement et le contact, et, par le fait, une exacerbation des phénomènes inflammatoires, évite les adhérences et l'ankylose.

Dans les coxalgies graves, où les douleurs sont encore vives, où une déviation existe, l'extension et la contre-extension, appliquées d'une façon rationnelle, amènent le membre dans la position normale et modifient les lésions articulaires.

Enfin, dans les coxalgies suppurées, où des drains sont placés, où les trajets fistuleux doivent être examinés et lavés journellement, nous pensons que l'extension continue est d'une grande utilité ; car, outre l'avantage qu'a le chirurgien de pouvoir examiner l'état de l'articulation, l'extension maintient, après l'avoir corrigée, la position prise par le membre.

Les seuls cas où l'extension ne puisse pas rendre les services que nous lui reconnaissons, au point de vue de la guérison et de la liberté relative du membre, sont ceux où les muscles déjà rétractés, où les ligaments altérés, où souvent aussi des brides fibreuses de nouvelle formation, maintiennent le membre dans une position vicieuse, et où, par conséquent, la force de traction est incapable de lutter avec avantage contre un pareil état. Mais, même dans ces cas, après le redressement brusque, l'extension continue peut être encore d'une grande utilité.

CONCLUSIONS

Le traitement de la coxalgie par l'extension continue [présente divers avantages :

Il est très-simple et peut être mis en application partout; [il sépare les surfaces articulaires malades.

Il calme les douleurs, supprime la contraction musculaire et la pression qu'exercent l'une sur l'autre ces surfaces ; il arrête les progrès du mal.

Au point de vue de l'immobilisation absolue dans les maladies articulaires, il est aussi utile que le traitement par les appareils inamovibles. Il a sur ce dernier un avantage immense: c'est de pouvoir, dans les coxalgies aiguës et chroniques légères, mobiliser l'articulation et éviter l'ankylose.

Il corrige d'une façon certaine les déviations du membre, et si, vu l'état trop avancé de la lésion, il ne peut arriver à une guérison absolue, il met le membre dans la position la plus avantageuse.

Il permet, dans les coxalgies graves, par exemple, l'emploi de divers traitements, tels que les cautérisations, et, dans les coxalgies suppurées, le lavage journalier des trajets fistuleux.

OBSERVATION PREMIÈRE

Recueillie dans le service de M. le professeur Tédenat

Le 20 mars 1886, entre à l'hôpital Saint-Éloï une jeune fille, Philo-
mène Granier, né à Taussac (Hérault), âgée de treize ans. La santé
générale est bonne ; complexion moyenne. Pas d'affection héréditaire;
mère morte ; père, trois frères et deux sœurs bien portants. Il y a deux
ans, elle eut une légère douleur dans l'aine gauche; cette douleur,
obtuse d'abord et mise sur le compte de la croissance, augmente de
jour en jour, au point qu'il y a un an, la malade, ne pouvant appuyer le
pied que difficilement, fut obligée pour faire quelques pas de se servir
de béquilles. En même temps, vers le tiers supérieur de la cuisse, ap-
parut une tumeur, véritable abcès qui a suppuré.

Le 21 mars, la malade est soigneusement examinée; voici les résultats : le membre inférieur gauche paraît plus long que le droit, quoiqu'il soit plus court à la mensuration ; l'épine iliaque gauche est abaissée de 1 centimètre et demi environ ; le pli de l'aine est effacé ; le membre est légèrement fléchi dans l'abduction et la rotation en dehors.
Le pli de l'aine présente un abcès avec trajets fistuleux. Sous l'influence de l'extension et des badigeonnages à la teinture d'iode, il a
disparu rapidement. La pression dans cette région, surtout quand elle
s'exerce sur le grand trochanter, est très-douloureuse. La malade
est placée dans une gouttière, afin de calmer les douleurs et de mettre
le membre dans sa position normale. Comme elle gêne la malade, elle
est remplacée le lendemain par la traction. Cette dernière s'exerce au
moyen de guêtres fixées au cou-de-pied; on suspend au membre sain
et au membre malade un sac contenant de la grenaille de plomb, dont
la quantité sera progressivement augmentée.

Le 26 mars. — Il y a une légère amélioration ; la douleur est moins
vive. Deux cuillerées d'iodure de fer et 60 grammes de vin de quinquina.

28. — La douleur a complétement cessé à la suite de l'augmentation progressive de la quantité de grenaille de plomb. A ce moment, nous pouvons évaluer à 3 kil. le poids appliqué au côté sain, et à 2 kil. celui qui exerce une traction sur le membre malade.

31. — La douleur coxalgique a disparu ; mais la malade se plaint du membre atteint. La douleur très-vive qu'elle éprouve est due à la guêtre qui appuie sur le coup-de-pied.

La guêtre est remplacée, le 1er avril, par l'appareil à sparadrap.

Le 2 avril. — La malade n'a pas souffert ; le pli de l'aine est badigeonné avec du collodion iodoformé, pour faire disparaître l'engorgement ganglionnaire.

7. — Badigeonnage avec le collodion iodoformé. Application du lacs contre-extenseur du côté gauche. La contre-extension doit abaisser l'épine iliaque droite.

8. — Augmentation du poids du côté droit de 200 grammes, pour arriver à ce but.

12. — Les douleurs ont disparu ; le pli de l'aine est moins engorgé. Les badigeonnages sont continués.

15. — Les épines iliaques tendent à se mettre sur la même ligne horizontale.

30. — La malade ne souffre plus ; l'amélioration se continue ; l'intervalle entre les deux épines est minime.

Mai. — La malade se trouve bien mieux ; elle ne souffre plus, prend des forces et de l'embonpoint. On augmente légèrement les poids du côté droit.

3 juin. — L'amélioration est bien plus grande ; pour arriver à faire basculer le bassin et à avoir les deux épines iliaques sur le même plan, on ajoute quelques poids du côté droit.

9. — L'état général est excellent ; la malade s'assied très-facilement dans son lit ; elle a engraissé. La jointure exécute certains mouvements. Deux crayons d'iodoforme sont placés dans les trajets fistuleux.

OBSERVATION II

(Personnelle)

Julie P..., âgée de quinze ans. Pas d'antécédents de syphilis, de tuberculose ni de rhumatisme dans la famille. Julie est grande, forte, lymphatique. Réglée régulièrement depuis treize ans ; plusieurs poussées d'impétigo dans le jeune âge. Ganglions légèrement tuméfiés au cou.

La malade a commencé à se plaindre de douleurs à la partie interne du genou gauche, au mois d'avril 1885. Ces douleurs ont augmenté peu à peu ; après cinq ou six semaines, il s'en est produit au pli de l'aine et dans la fesse du même côté, et la boiterie est devenue manifeste. La malade garde le lit.

Le 5 juin 1885, M. Tédenat constate : flexion considérable avec abduction, rotation externe. Ensellure lombaire considérable. L'épine iliaque du côté malade est abaissée de 3 centimètres. Douleurs vives au genou (face interne), sans tuméfaction de l'article ; la pression en ce point ne les augmente pas. Douleurs vives dans l'aine, qui est tuméfié au point que l'on peut y craindre la formation d'un abcès.

Allongement apparent de 2 centimètres et 1/2 ; la mensuration, de l'épine iliaque antéro-supérieure à la malléole externe, donne 2 centim. de raccourcissement.

Extension continue établie le 6 juin : tube en caoutchouc ; contre-extension dans l'aine gauche. 500 gr. de grenaille de plomb sont attachés du côté gauche, 1,000 gr. du côté droit. La mère est chargée d'ajouter, toutes les trois heures, une grande cuillerée de grenaille de chaque côté.

8 juin. — 2,000 gr. sont suspendus depuis hier soir à gauche ; 2,500 à droite. Douleurs très-diminuées. Déviation moindre.

10 juin. — Toute douleur est supprimée. La malade a bien dormi

la nuit dernière. Déviation moindre ; l'épine iliaque est abaissée de 1 centimètre seulement.

14 juin. — Les douleurs n'ont pas reparu. Déviation à peine appréciable.

La malade reste soumise à la traction jusqu'au 20 août. Le gonflement inflammatoire périarticulaire a complétement disparu. L'extension a eu pour adjuvants: un bon régime, vin de quinquina, sirop d'iodure de fer, 2 mill. par jour ; des frictions èn avant et en arrière du grand trochanter, avec une pommade à l'iodure de potassium.

20 août. — Bandage ouato-silicaté, avec attelle en T.

10 oct. — État général très-bon ; avec son bandage coupé au-dessus du genou, la malade marche avec des béquilles, la jambe suspendue, fléchie à la partie postérieure du bandage.

15 nov. — Bandage enlevé. La malade peut, sans appareil et sans béquille, marcher, boitant très-peu et n'éprouvant aucune douleur.

25 nov.— Appareil en cuir bouilli (modèle de Mathieu).

OBSERVATION III

Coxalgie (Thèse d'Armand)

Baron (Jean), huit ans, né à Arane (Ain), entré le 8 décembre 1876 à la Charité, à Lyon.

Parents bien portants ; bonne santé habituelle. Cet enfant se présente avec une claudication très-marquée du côté gauche ; la marche est douloureuse. Le corps étant couché sur un plan horizontal, on constate : un effacement du creux crural très-marqué, une légère flexion de la cuisse sur le bassin avec rotation en dehors, un raccour-

H   6

cissement apparent d'un travers de doigt. Les mouvements sont possibles dans une étendue assez considérable, mais sans arriver à l'extension et à la flexion complète. La douleur accompagne ces mouvements, ainsi que la rotation en dedans et surtout l'abduction ; elle est également déterminée par la pression dans le creux crural, la percussion sur le grand trochanter et la plante du pied. État général bon.

18 décembre. — Extension continue avec poids de 3 kilog.

13 mars 1877. — Le malade s'assied très-facilement sur son lit, la percussion n'est plus douloureuse; tous les mouvements sont possibles, sauf l'abduction, qui s'accompagne d'une légère souffrance.

30 avril.—Il n'existe plus de douleurs, ni spontanées, ni provoquées ; tous les mouvements sont possibles ; cependant il reste un peu de raideur, que l'on reconnaît facilement en faisant la comparaison avec le côté sain. Très-légère claudication. Le malade quitte l'hôpital.

OBSERVATION IV

Coxalgie double (Thèse d'Armand)

Grataloup (Benoît), né à Rive-de-Gier (Loire), six ans et demi, entre le 16 avril 1877, à l'hôpital de la Charité, à Lyon.

Il y a un an, après avoir été mouillé pendant tout une soirée, cet enfant ressentit de vives douleurs dans le genou gauche ; le lendemain, il ne put se lever. On le soigna d'abord comme atteint d'une affection du genou, et, à cet effet, on lui entoura les parties douloureuses avec du sable chaud. Les symptômes aigus se calmèrent ; mais, depuis cette époque, l'enfant continua à boiter et à souffrir. Depuis deux mois, les symptômes se sont aggravés, les douleurs sont devenues plus vives, existent dans les deux hanches, et spécialement la nuit. La marche est impossible, l'état général est mauvais.

On constate que le membre inférieur gauche est fléchi de manière à former à peu près un angle de 45° avec le plan horizontal. Il est, de plus, en adduction et rotation en dedans ; il existe un raccourcissement apparent de 8 cent.; l'épine iliaque gauche est projetée en arrière et remontée de 5 cent.; l'ensellure lombaire est très-accentuée.

Du côté droit, le membre est en demi-flexion, rotation en dehors et abduction (le malade a l'habitude de se coucher sur le côté gauche).

Les douleurs sont vives, surtout la nuit; la moindre pression sur l'une ou l'autre des articulations de la hanche fait pousser des cris au malade; aussi ne peut-on pas se rendre un compte exact des mouvements de la cuisse, qui paraissent d'ailleurs très-limités.

17 avril.— Traction du côté gauche avec un poids de 3 kilog., et du côté droit avec 2 kil. 500.

30 avril.— Le résultat obtenu est considérable : à gauche, la flexion de la cuisse a disparu ; la cuisse est encore un peu en rotation en dedans et adduction; l'épine iliaque s'est abaissée et le raccourcissement du membre a cessé.

A droite, le membre est encore légèrement en abduction et rotation en dehors ; l'ensellure ne persiste que légèrement.

Les douleurs ont beaucoup diminué, et le malade mange avec appétit.

———

OBSERVATION V

Coxalgie gauche (Thèse d'Armand)

Beurrier (Joséphine), née à Nondax (Loire), cinq ans et demi, entrée à l'hôpital de la Charité, à Lyon, le 1er juillet 1876.

19 février 1877.— Parents bien portants. Pas de renseignements sur le début de la maladie. A son entrée, elle éprouvait de vives douleurs spontanées et à la moindre pression ; la marche était impossible. Elle fut soumise au traitement par l'extension continue, avec un poids de

2 kil. 500 gr. L'extension fut plusieurs fois interrompue ; elle eut néan's moins pour résultat de supprimer à peu près complétement les douleurs dès le début du traitement. La cuisse est légèrement en abduction ; l'épine iliaque gauche est abaissée de 2 centimètres, et le membre présente de l'allongement apparent ; il n'est point fléchi ; le fémur est complétement immobilisé sur le bassin, qu'il entraîne dans chaque mouvement. La région malade est augmentée de volume et le creux crural effacé. Les douleurs, quoique moins vives qu'au début, existent encore, surtout à la pression directe en avant et sur le grand trochanter. L'état général est médiocre.

Pour combattre l'allongement apparent et l'abaissement de l'épine iliaque, qui peut-être ont été exagérés par la traction, on remplace la traction simple par une traction double, une sur chaque membre inférieur : à gauche, 2 kil. 500 gr., et à droite, 3 kil.

Le 25, l'équilibre est en grande partie rétabli.

Juillet. — Nous revoyons la malade ; elle peut appuyer son pied à terre sans douleur ; les mouvements sont très-limités ; l'allongement n'a pas complétement disparu ; les douleurs sont insignifiantes ; l'état général est bon.

Octobre.— L'allongement a disparu ; les deux épines iliaques sont sur le même plan ; pas d'ensellure, pas de douleurs ; mouvements limités, non douloureux ; état général excellent. L'enfant commence à se lever.

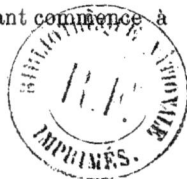